YOUR KNOWLEDGE HAS VALUE

- We will publish your bachelor's and master's thesis, essays and papers

- Your own eBook and book - sold worldwide in all relevant shops

- Earn money with each sale

Upload your text at www.GRIN.com
and publish for free

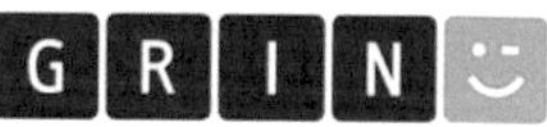

János Talabér , Attila Keszthelyi, Péter Antalóczy

Kompetenciák a sürgősségi betegellátásban

GRIN Publishing

Imprint:

Copyright © 2006 GRIN Verlag GmbH
Print and binding: Books on Demand GmbH, Norderstedt Germany
ISBN: 978-3-640-28959-2

Kompetenciák a sürgősségi betegellátásban

Talabér János dr.[1], Keszthelyi Attila dr.[2], Antalóczy Péter dr.[3]

Amíg az Egyesült Államokban a büntetőügyek közel 10 százalékát[4] teszik ki az egészségügyi dolgozók ellen folytatott eljárások és ide nem értve a különböző polgári kártérítési pereket, addig Magyarországon ez a szám igen elenyésző, az ez irányú polgári pereskedésnek gyakorlatilag nincs múltja. Számos szociológus szerint[5] ennek oka a társadalom azon berendezkedése, amelyben az egészségügyben egy kényszer hiearchia alakul ki, és a beteg mindenkoron alárendelt viszonyban áll a betegellátó személyzettel, ahol a megváltást, a segítő kezet látják bennünk, és a tévedés lehetőségét, az emberi mulasztást egyáltalán nem feltételezik. Az ügyészség azonban idegenkezűség vagy emberi mulasztás gyanúja esetén hivatalból köteles eljárni, így viszonylag elég gyakran kell rendőrségi kihallgatáson részt vennünk, hacsak tanú minőségben is. Vajon helyesen döntünk-e minden esetben a helyszínen vagy a sürgősségi osztályon? Vajon abban a néhány másodpercben, amíg a blikkdiagnózis megszületik gondolunk-e szakmai kompetenciánkra? Vajon eleget vagy adott esetben magunkat kockáztatva többet teszünk-e a betegért? Vajon mennyire véd minket a jog, ha túllépjük a kompetenciánkat?

Mindezen kérdések megválaszolására hivatott jelen dolgozatunk. A magyar jogrendet figyelembe véve, a bírói joggyakorlatra hivatkozva igyekszünk lépésről lépésre felvázolni az egyes betegellátó egységek jogi kompetenciáját, annak kiterjesztését és adott esetben annak korlátozását.

---

[1] Főiskolai oktató, kivonuló mentődolgozó
[2] Semmelweis Egyetem ÁOK Urológia Klinika (egyetetmi adjunktus, kivonuló orvos)
[3] Károlyi Gáspár Egyetem ÁJK (egyetemi docens)
[4] vö. *Laws and Decisions, Criminal Defence Resource Center*, http://www.sado.org/court.htm
[5] vö. Vingender István, *Szociológia Alapiomeretek*, SE EFK, 2003

I. Jogi szabályozási szintek

Elsődleges, általános jogszabály az **1997. évi CLIV. törvény** az egészségügyről, ezt követi és mintegy részletezi a mentést és sürgősségi betegellátást a **20/1998 (VI.03.) NM rendelet**[6] a mentésről. Az Országos Mentőszolgálat munkájáról pedig az **55/1996 (XII.27.) NM rendelet** beszél.

A törvény bevezetését Preambulumnak hívják. Itt a törvény alkotói, mely jelen esetben az Országgyűlés, megnevezik azokat a körülményeket, amelyek őket e törvény megalkotására késztették. A jogszabályok különböző szempontok szerint csoportosíthatók. Lehet őket terjedelmük, kibocsátó hatóságok, formájuk, kötelező erejük szerint csoportosítani. Ez utóbbi általánosan elfogadott mód. A törvény – kötelező erőt nézve – a legmagasabb szintű jogszabály, így az a társadalom minden rétegére, minden egyénre kiterjed, mindenhol az ország területén belül, sőt jelen esetben néhány passzus az országhatáron túl is érvényben marad, feltéve, hogy az adott ország helyi törvénye másképpen nem rendelkezik. Az ilyen törvényt generális (általános érvényű) törvénynek nevezik, és elfogadásához legtöbbször a parlamenti képviselők 2/3-os többségére van szükség.

A törvény 1-2 paragrafusai a törvény célját, a végrehajtás módját határozza meg. Itt hangzik el az, hogy egészségügyi ellátásra **minden állampolgár alanyi jogon jogosult.**[7]

A törvény először a személyi majd a tárgyi feltételekről beszél. *Egészségügyi dolgozó:* az orvos, a fogorvos, a gyógyszerész, az egyéb felsőfokú egészségügyi szakképesítéssel rendelkező személy, az egészségügyi szakképesítéssel rendelkező személy, továbbá az egészségügyi szolgáltatás nyújtásában közreműködő egészségügyi szakképesítéssel nem rendelkező személy (3.§)

A **sürgősségi ellátásban** megkülönböztetünk: szakképesítéssel nem rendelkező mentőápolót, szakképesítéssel (OKJ) rendelkező mentőápolót, szakképesítéssel rendelkező (nem mentő) ápolót, diplomás ápolót, mentőtisztet, hatodéves

---

[6] **Új rendelet 2007-től.**, hasonlóan szabályoz, csak ONE kocsi helyett a KIM kocsi megjelölést használj. Ezentúl számos, jelen dolgozatunkat nem érintő kérdésben (gépjármű felszerelései, gyógyszerek) máshogy szabályoz.

[7] Alanyi jog a civil törvényhozásban analóg fogalom a "született jog" egyházjogi terminussal, amit egyébként régen a magyar világi jog is használt. Ez értelemszerűen azt jelenti, hogy az egyén már születésétől fogva megilleti bizonyos jogok. Ennek párja a "szerzett jog", amely az egyént csak valamely jogilag jelentős cselekménye után illeti meg.

orvostanhallgatót, orvost (nem oxyológiai szakképesítéssel, esetleg intenzív terápiás szakképesítéssel), oxyológus szakorvost.

II. Egyéb fogalmak

Egészségügyi intézmény: a jogi személyiséggel rendelkező (pl. kórház, rendelő, stb), valamint a fekvőbeteg-szakellátást nyújtó, jogi személyiséggel nem rendelkező egészségügyi szolgáltató. Fekvőbeteg szakellátásnak minősül a **mentőellátás**. Jogi személyiséggel nem rendelkezik pl. a háziorvosi Bt., mégis egészségügyi intézmény.

Sürgős szükség: az egészségi állapotban bekövetkezett olyan változás, amelynek következtében azonnali egészségügyi ellátás hiányában a beteg közvetlen életveszélybe kerülne, illetve súlyos vagy maradandó egészségkárosodást szenvedne. A sürgős szükség fennállását **kétség esetén vélelmezzük**. Ez azt is jelenti, hogy kétség esetén se habozzunk cselekedni, de erre majd bővebben kitérünk még.

Invazív beavatkozás: a beteg testébe bőrön, nyálkahártyán vagy testnyíláson keresztül behatoló fizikai beavatkozás. Fontos, hogy indokolt legyen az invaziv terápia szükségessége, tehát szakmai szempontból megalapozott legyen.

Életmentő beavatkozás: sürgős szükség esetén a beteg életének megmentésére irányuló egészségügyi szolgáltatás.

Közeli hozzátartozó: a házastárs, az egyeneságbeli rokon, az örökbe fogadott, a mostoha- és a nevelt gyermek, az örökbe fogadó, a mostoha- és a nevelőszülő, a testvér, valamint az élettárs. Az élettárs is közeli hozzátartozónak számít. Kérdés az, hogy mikor számít valaki élettársnak.[8]

---

[8] Régen a notorius együttélés, ami 5 év volt. Ma azonban, ha a bejelentett lakhelye megegyezik az élettársával, akkor fogadhatjuk el élettársnak, vagy ha közös gyermekük van, ha azt nyilatkozatával mindkét fél sajátjának ismerte el.

III. Mentés

A törvény taxatív módon (kizáró) felsorolja, mi számít mentésnek. Most csak a főbb tevékenységeket említjük meg. **Sürgősségi betegellátást (mentést) igényel**: személyi sérüléssel járó baleset, tömeges baleset, katasztrófa esetén, ha életveszély vagy annak gyanúja áll fenn, szülészeti esemény során, ha az erős fájdalom vagy egyéb súlyos heveny tünet csillapítása sürgős orvosi beavatkozást igényel, az orvos által rendelt sürgős (azonnali és egy órán belüli), illetve sürgősségtől függetlenül a mentési készenlétet igénylő őrzött szállítás, a mozgóőrség, donorszállítás, stb.

A speciális **fekvőbeteg-szakellátás** sürgős szükség fennállása esetén, illetőleg a területi ellátási kötelezettséggel összefüggésben a beteg ellátását végző orvos, illetve **mentőorvos vagy mentőtiszt beutalása alapján vehető igénybe**. Itt jegyezhetjük meg, hogy adott esetben a mentőtiszt is beutalhat beteget. [9] Az utóbbi időben azonban ez nem nagyon preferált, és jogaink védelmében mi is úgy gondoljuk, hogy amennyiben lehetséges eset/rohamkocsi ne adjon át beteget, ha nem muszáj.

IV. A primer ellátást nyújtó személyek

Az egészségügyi törvény 125. § így szól: *„Sürgős szükség esetén az egészségügyi dolgozó - időponttól és helytől függetlenül - az adott körülmények között a tőle elvárható módon és a rendelkezésére álló eszközöktől függően az arra rászoruló személynek elsősegélyt nyújt, illetőleg a szükséges intézkedést haladéktalanul megteszi. Kétség esetén a sürgős szükség fennállását vélelmezni kell."*

A bírói gyakorlatban ez a paragrafus okozza a legtöbb fejtörést. Mi várható el egy adott egészségügyi dolgozótól az adott körülmények között? Egyszerű választ tudnánk adni, ha úgy fogalmazna a törvény, hogy **„kompetenciájának megfelelően"**. Vajon a **„tőle elvárható"** mód azonos-e a kompetenciával? Ha azonos lenne, a törvény nem így fogalmazna, hiszen a jogszabályalkotó célja mindenféleképpen az lenne, hogy minél precízebben határolja be, ki mit tehet meg

---

[9] E szerint tehát, pl. a mentőállomásra váratlanul beérkező pácienst a mentőtiszt, saját döntésének megfelelően, a primer ellátás után esetleg másik –szállító – mentő gépkocsival továbbküldheti..

az adott körülményben. Így lehetőségünk lenne **szűken értelmezni** a jogszabályt, és így azt mondhatnánk, hogy mindenki csakis azt tehetné meg ami a kompetenciájába tartozik. Ekkor azonban a kompetencia pontos leírását is meg kellene határoznunk, amit a későbbiekben látni fogunk a jogszabályok alkotói sem tettek meg. Pontosan ezért vélelmeznünk kell azt, hogy a törvényalkotók a kompetenciát minden esetben **„tágan" értelmezik**, így a bírói gyakorlat is hajlik arra, hogy a fent idézett cikkelyt tágan értelmezze. Ennek magyarázata az, hogy sürgős szükség esetén a bajba jutott személy életének megmentésére irányuló tevékenységek az **Alkotmányjog hatálya**[10] alá vont cselekmények, így egy magasabb szintű jogi szabályozással is kell számolnunk (ti. az élethez és a sürgősségi ellátáshoz való jog).

A túlzások azonban **végzetesek lehetnek**. Túlzás lenne azt állítani, hogy egy nem orvos képesítésű egészségügyi dolgozó orvosi beavatkozásokba foghasson a helyszínen, pusztán azért, mert látta valahol és elleste a fortélyát, és mert nagyon tágan értelmezhető ez a paragrafus. Úgy gondoljuk ez sem helyén való, és a törvényalkotónak ez sem lehetett a célja. Kik lehetnek az elsődleges (primer) segítségnyújtók?

1. Laikus

Laikus elsősegélynyújtó az a személy, **aki nem rendelkezik** a Magyar Köztársaság által elfogadott egészségügyi szakképesítéssel.[11] Ez esetben akkor laikusnak kellene vélelmeznünk a **mentőgépkocsi-vezetőt** is, és az olyan **ápolót,** aki nem rendelkezik egészségügyi végzettséggel, csak a szakzsargon szerinti „minimum vizsgával".

A jogszabály így fogalmaz: *„**mentőgépkocsi-vezetőként** az foglalkoztatható, aki a megkülönböztető jelzésekkel ellátott gépjármű vezetéséhez jogszabályban előírt követelményeknek eleget tesz, legalább kétéves gépjárművezetői gyakorlattal rendelkezik, és jártas: légútbiztosítás (eszköz nélkül), lélegeztetés (eszköz nélkül, illetve ballonnal), újraélesztés egyedül, illetve másik segélynyújtóval, vérzéscsillapítás, kimentés és pozicionálás végrehajtásában."* Mit jelent az a jogban,

---

[10] Vö. 1949. évi XX. törvény (Alkotmány) 54-80 §.

[11] E szerint laikus az a személy is, aki külföldi oktatási intézményben szerzett egészségügyi oklevelet, de azt a magyar törvények szerint nem fogadtatta el. (vö. 2001. évi C törvény). A 125.§ -ban foglaltakat azonban úgy is értelmezhetjük, hogy „időponttól és helytől függetlenül" az egészségügyi dolgozó beavatkozhat. A hely vonatkoztatatható országokra nézve is. Ebből következően a külföldön végzett személy is – sürgős szükség esetén – beavatkozhat. Ennek analógiájára, a magyar egészségügyi dolgozó is beavatkozhat (sürgős szükség esetén) külföldön is.

hogy „**jártas** valaki"? Az már egészségügyi tevékenységre is felhatalmazza? Ha szűken értelmezzük **nem,** de mégis **egészségügyi dolgozónak kell őt tekintenünk,** ha **egy másik** egészségügyi dolgozó jelen van.[12] Így a szakképesített mentőápoló mellett a gépkocsivezető is, a **betegellátás alatt** egészségügyi dolgozónak számít. Ugyanígy eset-kocsin a szakképesítéssel nem rendelkező ápoló és gépkocsivezető is, de csakis betegellátás alatt.

Mentőápolóként foglalkoztatható, aki a jogszabályban meghatározott mentőápolói (szak)képesítéssel, illetve ennek megszerzéséig minimumvizsgával rendelkezik. A képesítést a mentőápolói foglalkoztatás kezdetétől számított 5 éven belül meg kell szerezni. Eset-kocsin elsősorban, roham-kocsin kizárólag szakképesített mentőápoló dolgozhat.[13]

2. Szakképesített ápoló

A **szakképesített mentőápoló** *„megfigyelést, szükség esetén betegvizsgálatot végez, team tagjaként orvos vagy mentőtiszt irányításával, illetve önállóan vesz részt a betegek mentésében és ellátásában. Szakszerűen alkalmazza a beteg vizsgálatához, akut ellátáshoz és mentéshez szükséges eszközöket, berendezéseket.* **Felhatalmazás birtokában** *önállóan, indikáció alapján, gyógyszerrel, intravénás folyadékpótlást végez, beteget szállít, segítséget nyújt a beteg élettani szükségleteinek kielégítésében, elősegíti, biztosítja a sürgősségi betegellátás feltételeit, mentésszervezési, irányítási feladatokat lát el."* [14]

Mivel a minimumvizsgával rendelkező mentőápolónak nincs egészségügyi végzettsége, így nem vonatkoztathatjuk rá a fent idézett kompetencia leírása. A 125. § pedig **csak egészségügyi dolgozóról** beszél, így a minimumvizsgás ápoló és a mentőgépkocsi-vezető a jogszabály értelmében **nem végezhet** egészségügyi

---

[12] Egészségügyi szolgáltatás nyújtásában megfelelő egészségügyi szakképesítéssel nem rendelkező személy is közreműködhet az (1) bekezdésben foglalt feltételeknek megfelelő személy felügyelete mellett, annak utasítása szerint. A felügyeletet gyakorló személy utasítási joga csak a szakképesítésének megfelelő körben gyakorolható.

[13] Amíg a mentőápoló nem szerez szakképesítést, addig a büntetőjogi felelősség megállapítása is kérdéses. Büntetőjogilag úgy kell tekintenünk, mint egy laikus segítségnyújtót. Ha az ápoló saját hibájából eredően nem szerez 5 év folyamatos, teljes munkaidőben letöltött munkaviszony után a jogszabályban előírt szakképesítést, akkor a munkáltató a munkaviszony megszüntetését kezdeményezheti (rendkívüli felmondás), akár úgy is, hogy adott esetben végkielégítésre sem kötelezhető. (Vö. 1992.évi XXII. törvény 96.§-99.§)

[14] Vö. OKJ 52501201; *www.szakkepzesek.hu*

beavatkozást a kivonuló szolgálaton kívül (ott is csak egészségügyi dolgozó jelenlétében).[15]

A szakképesített mentőápoló külön vizsga letétele után bizonyos invazív beavatkozásokat (injekciók, krisztalloid infúziók) alkalmazhat. Ezt az engedélyt a főorvos adja meg, de az alkalmazás a mentőápoló saját döntéskörébe van utalva. A megbízás határozatlan időre is megadható. A **megbízás nem szűnik meg**, ha a kibocsátó hatóság (főorvos) hivatalát veszti. Ugyanígy – bár a megbízás a kivonulási szolgálat idejére vonatkozik – annak érvényességét feltételezzük **szolgálati időn túl is**, sőt akkor is, ha a dolgozó időközben megszűnik OMSZ alkalmazott lenni. Ennek oka, hogy a 125.§ szerint, „időponttól és helytől függetlenül" avatkozik be az egészségügyi dolgozó, ezért a megbízással rendelkező szakképesített mentőápoló szolgálati időn túl is jogszerűen alkalmazza a tanult módszereket, beavatkozásokat. Néhány megbízás ara is kiterjed, hogy mely készítményeket milyen módon (per os, i.m., i.v.) alkalmazza a mentőápoló. Kérdésként merülhet fel, hogy mi történik akkor, ha a mentőápoló az adott gyógyszeres készítményt nem a megbízásnak megfelelően (pl. nem i.m. hanem i. v.) alkalmazza? Mivel pozitív vélelem szól amellett, hogy a mentőápoló az adott gyógyszer alkalmazásából teljesen felkészült mielőtt a megbízást megkapta, így úgy tekintjük, hogy azt a „tőle elvárható" módon tudja akár más formában is alkalmazni. Az ugyanis akkor elvárható tőle, hogy annak a gyógyszernek az alkalmazásával, esetleges szövődményekkel tisztában legyen. A szakképesítés egyben azt is jelenti, hogy az adott beavatkozás ismeretének meglétét (amire a szakképesítes ideje alatt a hallgató esert tesz) feltételezzük mindaddig, amíg ennek ellenkezője be nem bizonyosodik. Így például a mentőápolói kompetenciába sorolt adott beavatkozás büntetőjogi felelősségét a mentőápoló viseli. [16] Erre támaszkodik a bírói gyakorlat is. [17]

---

[15] Az Országos Mentőszolgálatnál még előfordul, hogy szakképesítéssel nem rendelkező ápolók vonulnak, sőt adott esetben beteget látnak el. Fontos azonban megjegyeznünk, hogy egy esetleges peres eljárásban nehéz lenne a mulasztást tisztázni, hiszen nem viselheti egy szakképesítéssel nem rendelkező személy a szakképesítésben meghatározott kockázatot, így az őt vonulni engedélyező orvos/mentőtiszt felelőségét is megállapíthatják, amire volt már példa

[16] Az OMSZ általában a dolgozóira biztosítást is köt. Ez azonban az egyéni büntetőjogi felelősség alól nem jelent kibúvót.

[17] vö. Dr. Köles Tibor, Orvosi műhiba perek. HVG-ORAC Kft 1999,

3. Mentőtiszt hallgató / orvostan hallgató

A régebbi képzési rendszerben mentőtiszt csak az a személy lehetett, aki előzőleg mentőápolói szakképesítést (vagy diplomás ápolói képesítést) szerzett. Ők szorosan vett értelemben **egészségügyi dolgozók**, hiszen erről a végzettséget igazoló bizonyítványuk (oklevelük) van. Felmerül azonban a kérdés, hogy más jellegűnek kell-e tekintenünk a beavatkozási kompetencia tárgyalásakor az egyetemista vagy főiskolai hallgatót, aki esetleg már elsajátította az egyes beavatkozások menetét. Az Országos Mentőszolgálat alkalmaz hatodéves szigorló orvosokat, akik egy oxyológia vizsga letétele után **mentőtiszt-3** elnevezéssel eset-kocsin vonulnak. Jogilag felmerül a kérdés, hogy hallgatói státusszal rendelkező medikus egészségügyi dolgozó-e, hiszen a jogszabály **végbizonyítványhoz** (végzettséghez) köti az egészségügyi dolgozó definícióját. Ha az Eütv. 125.§-ban leírtakat – ahogy az alkotók is – tágan értelmezzük, **akkor jogszerűen avatkozik** be a medikus invazívan, a „tőle elvárható" módon.[18] Ennek analógiájára akkor azt mondhatjuk, hogy szakmai felügyelet mellett (pl. kivonuló gyakorlaton, intenzív osztályon) a **mentőtiszt hallgató** is túlléphet a szakápolói kompetencián a 125.§ szabályozásait figyelembe véve. Ennek mértéke azonban változó, ezért egyéni megítélés alá esik.[19]

4. mentőtiszt

Mentőtisztként az foglalkoztatható, aki egészségügyi főiskola mentőtiszt szakán diplomát szerzett, **vagy** orvostanhallgatóként az OMSZ által szervezett oxyologiai tanfolyamot elvégezte, tanfolyamzáró vizsgát tett, és az előírt gyakorlatokat teljesítette. *„A mentőtiszt képes: a sürgősségi betegellátás körülményei között szükségessé váló egyes (meghatározott) orvosi beavatkozások szakszerű és biztonságos elvégzésére – légút-biztosítás eszköz nélkül és eszközzel, újraélesztés eszköz nélkül és eszközzel, vérzéscsillapítás, sebellátás, immobilizáció. Az egészségügyi ellátást szolgáló eszközök alkalmazása, sürgősségi ellátásban használatos gyógyszerek, infúziók adása, gyomormosás végzése, szülés levezetése intézeten kívül, tudatzavar értékelése és ellátása, sürgős egészségügyi kényszerintézkedés, katéterezés, halál megállapítása."* A jogszabály érdekessége,

---

[18] Ugyanakkor az Eütv. nem számítja szoros értelemben vett egészségügyi dolgozónak, mivel nincs még képesítése. Jogalapként tehát csakis a 125 §-ra és a főorvosi megbízásra támaszkodhatunk. Az oxyológiai tanfolyam is vizsga nem számít bejegyzett képesítésnek. (Vö. Eütv. 3.§ d. pont)
[19] Ibid.

hogy **nem** határozza meg a „**meghatározott**" beavatkozásokat, és **nem listázza** a gyógyszereket, még csak azt sem írja, hogy „az OMSZ-nál" rendszeresített gyógyszerekre terjed ki a kompetencia. A mi értelmezésünkben tehát a mentőtisztnek a kompetenciája **tágan értelmezendő** a beavatkozások (gyógyszer, infúziók) területén, hiszen a cikkely csak arra utal, hogy a „sürgősségi ellátásban használt" gyógyszerek, infúziók. Ezt a feltételezést támasztja alá az is, hogy a **mentőtisztek alkalmazhatóságát** sem pusztán az OMSZ-nál képzeli el a jogszabály alkotója, hanem sürgősségi betegellátó osztályokon, orvosi ügyeletekben, mozgóőrségben, és egyéb intézményekben ahol sürgősségi betegellátás szóba jöhet (pl. strandok, szórakoztató ipar, stb). Néhány kompetencia kifejezett **tiltás alá** esik, néhányat pedig külön vizsga letételéhez kötnek. (vö. helyszíni narkózis, centrális vénabiztosítás).[20] Mi történik azonban akkor, ha egy mentőtiszt a helyszínen túllépi a kompetenciáját? Könnyelműek és szakszerűtlenek lennék, ha erre nagy általánosságban válaszolunk. Az adott esettől függ, hogy milyen megítélés alá esik. Mivel azonban ilyen tárgyú peres eljárás még nem volt hazánkban, a bírói gyakorlatban nem találunk erre vonatkozólag utalást.

5. Kivonuló orvos

„Mentőorvosként esetkocsin az foglalkoztatható, aki az általános orvosi diploma megszerzése után legalább 3 hónapig anaesthesiologiai és intensiv therapiás gyakorlatot, valamint rohamkocsin 2 hetes gyakorlatot teljesített."

„Rohamkocsira az osztható be, aki kórházi gyakorlatait elvégezte, egy évig kivonuló szolgálatot teljesített, 2 hetes oxyologiai tanfolyamot, EKG-tanfolyamot, reanimációs tanfolyamot végzett, illetve Megacode-Traumacode gyakorlaton részt vett, és szakmai felettese (…) meggyőződött arról, hogy az alapvetően szükséges diagnosztikai, eszközhasználati, reanimációs, gyógyszerelési, illetve szervezési készségek birtokában van."

Az általános orvosi diploma, mindezen gyakorlatok elvégzése után feljogosítja az orvost, hogy eset- és rohamkocsin invazív beavatkozásokat (gyakorlati megszorítások nélkül) kivitelezzen.

Természetesen gyakorlati kérdésként felmerülhet, hogy az adott esetben mennyivel tesz/tehet többet az orvos a helyszínen, mint egy mentőtiszt? Az orvosi végzettség

---

[20] Ld. még. http://www.mentok.hu/montocugy/contr.htm

feltételezi, hogy az orvos minden invazív beavatkozás birtokában van, és annak gyakorlati kivitelezésében jártas. Hasonlóképpen, a mentőtiszt az orvost hivatott mintegy helyettesíteni. [21]

6. Oxyologus szakorvos

Oxyologus szakorvosként az foglalkoztatható, aki oxyologiából szakorvosi bizonyítványt szerzett. A oxyológia szakvizsga bejegyzett szakvizsga. A kivonuló orvosi kompetencián túl szakmai felettesi kompetenciával rendelkezik. Mentőszolgálat vezetője (nem helyi szinten) oxyológus szakorvos. [22]

Értelemszerűen az előbbiekben felsorolt hat egészségügyi ellátó személyzet beavatkozási kompetenciájában is sorrendet alkot. A legtöbbet az oxyológus szakorvos teheti, a legkevesebbet pedig a laikus segítségnyújtó. Azt azonban fontos kiemelnünk, hogy sürgős szükség esetén **ne habozzon** senki sem cselekedni, az egészségügyi dolgozónak pedig kötelessége is, amit ha elmulaszt a Büntető Törvénykönyv szankcionál, a következő képen: **segítségnyújtás elmulasztása:** két évig terjedő szabadságvesztés (laikusok), három évig terjedő, ha a sérült (rászoruló) meghal, és az illető megmenthette volna; 5 évig terjedő, ha a segítségnyújtásra az elkövető eleve kötelezett. (egészségügyi dolgozók – 172 §.) Megjegyezendő azonban, hogy a kompetencia túllépésére **senki sem** kötelezhető. A sürgős szükséget még akkor is feltételezzük, ha kétely merül fel.

Néhány mentőszolgálatnál előfordul, hogy **fogorvos** vonul ki, ápolói státuszban. Akaratlanul is felmerül a kérdés, hogy a fogorvos miért nem alkalmazható orvosi vagy legalább mentőtiszti státuszban?

A fogorvosi képzés más jellegű, mint az általános orvos képzés, bár köztudott, hogy alapszintű oxyológiai képzést ők is kapnak. A „receptúra jog" azonban őket is megilleti, természetesen nem számítva azokat a gyógyszereket, amelyek más szakorvosi kompetenciához kötettek. Való igaz, hogy az Eütv. sem mindig vonja meg a határt következetesen az orvos – fogorvos képzettségű egészségügyi dolgozó

---

[21] Éppen ezt akarják a jogalkotók bizonyítani, amikor a mentőtiszti képzésre még nagyobb szakmai hangsúlyt fektettek, így kibővítették az oktatott tantárgyak körét, krediteket emeltek és még több gyakorlati oktatást iktattak be.
[22] Vö. Melléklet a 20/1998. (VI. 3.) NM rendelethez, 7. I/B pont.

között (pl. a pecséten is „orvos" felirat szerepel), de ez közel sem azt jelenti, hogy a fogorvos általános orvosi praxist gyakorolhat. A mentőgépjárművön való munkát az említett rendeletek szabályozzák, **kizárva a fogorvos** kivonuló orvosként való alkalmazását. A fogorvos azonban, ha az tőle elvárható, az Eütv. 125. § értelmében helyesen cselekszik még akkor is, ha adott esetben fogorvosi szakmai kompetenciáján látszólag túllép.[23]

Nem említettük még a nem mentőápolói (vagy mentés szakirányú) végzettségű egészségügyi dolgozókat. Ők is, szakmai kompetenciájuk, ismeretanyaguk és gyakorlatuk szerint avatkozhatnak be, ami szintén egyéni elbírálás alá esik. Egy példával illusztrálva: egy diplomás ápoló, védőnő vagy egy gyógyszerész beköthet-e infúziót a baleset helyszínén? Ha a meglévő jogszabályokat szűken értelmezzük, akkor **egyértelműen nem.** Sőt, ez esetben – bár az állapot anomáliának tűnik – egy szakképesített mentőápoló, aki azonban csak középfokú végzettségű – szélesebb beavatkozási körrel rendelkezik. **Ha viszont a 125.§** hatálya alatt bízik abban, hogy megfelelő gyakorlat birtokában van és megkísérli a beavatkozást mindaddig, amíg a megfelelő személyzet a helyszínre érkezik, **nem számít jogsértőnek** a cselekedete. A bíróságnak azonban (tételezzük fel, hogy sajnos elhalálozik a sérült és vizsgálatot rendel el a hatóság) ez esetben nagyon sok dolgot kell mérlegelnie. Kellőképpen felmérte-e a gyógyszerész vagy nem mentő szakirányú egészségügyi dolgozó a helyzetet? Valóban fent ált-e a sürgős szükség?[24] Volt-e megfelelő gyakorlata a beavatkozásban? Betartotta-e a megfelelő lépéseket (pl. sokktalanítás esetében: pozícionálás, Trendelenburg, vérzéscsillapítás, infúzióterápia, stb). Volt-e más, gyakorlottabb, esetleg képzettebb személy a helyszínen? Rendelkezésre állt-e a megfelelő eszköz? Stb.

---

[23] Pl. mentős múlttal rondolkozik, és jártas az infúzió terápiában, akkor jogszerűen és kompetenciáján belül cselekszik, ha sürgős szükség esetén beköt egy infúziót. Érdekes, hogy halált megállapíthat a fogorvos is. Így tehát orvos, fogorvos, mentőtiszt. Vö. Eütv. 217. § 2(1) pont: a halált az a szakorvos állapítja meg, akihez a beteg tartott, vagy akitől a beteg jött. Így a fogorvosi rendelőben, rendelő előtt vagy távozás utáni halálozás tényét a fogorvos fogja megállapítani. Halált mentőtiszt is megállapíthatja. A halálvizsgálatot az arra illetékes orvos végzi.

[24] Képes-e egy gyógyszerész felmérni a sérültek állapotát? Mert ha csak könnyű sérülések (a Btk. szerinti 8 napon belüli) vannak, akkor nem vélelmezhetjük a sürgős szükséget ami alapján az egészségügyi dolgozó beavatkozott. Mert ugyanis amíg a sérültek kategorizálása nem várható el egy gyógyszerésztől, addig az joggal elvárható egy szakképesített mentőápolótól. Ebből levezetve, ha nem tudta kategorizálni a sérülteket (mert az nem várható el tőle), akkor a beavatkozás sem várható el valószínűleg tőle, és így a jelen példánkban elmarasztaló ítéletre számíthat.

Mint azt láthatjuk - bár természetszerűleg az oly sokszor emlegetett 125.§ tágan értelmezhető - **nem szabad kapkodva**, meggondolatlanul beavatkoznunk, nekünk sem, mint kivonuló mentőszemélyzetnek. Úgy gondoljuk, hogy **ne sokat tegyünk** meg a betegért, **hanem eleget**, hanem megfontoltam, nyugodtan, empatikusan cselekedjünk. Ne fogjunk bele olyan beavatkozásokba, amelyekben nem vagyunk jártasak, főleg nem akkor, amikor az a szakmai kompetenciánkon hellyel-közzel túl is mutat. A jogszabályok csak akkor védenek, ha együtt tudunk velük dolgozni. **Nincs végtelen** kompetencia, és nincs mindig sikeres beavatkozás. A legnagyobb dolog az, ha be tudjunk magunkban határolni, hogy mikor, mennyit és hogyan cselekedjünk. Ehhez próbáltunk most – a teljesség látszólagos igénye nélkül – segítséget szolgáltatni.

Felhasznált irodalom

1. **Dr. Köles Tibor**, *Orvosi műhiba perek*, HVG-ORAC Kft, 1999.

2. *Laws and Decisions, Criminal Defence Resource Center*, http://www.sado.org/court.htm (2005.12.30.)

3. **Talabér János**, *Mentésre, mentő dolgozókra, egészségügyi dolgozókra vonatkozó jogszabályok gyűjteménye*, MMSZ, Budapest 2002.

4. **Talabér János – Antalóczy Péter**, *Jogi Ismeretek. (jegyzet a szociális asszisztens hallgatóknak)*, SOTER-LINE, 2004.

5. **Talabér János**, *General and Medical Ethics*, SE EFK TEI, 2004.

6. **Vingender István**, *Szociológia Alapismeretek*, SE EFK, 2003.

7. **Balázs Péter - Strilich András**, *Egészségügyi jogi alapismeretek*, SE EFK, 2002.

8. *www.szakkepzesek.hu (*2005.12.30.)

9. http://www.mentok.hu/mentesugy/contr.htm